AF459094

LA DOSIMÉTRIE
DEVANT LA MALADIE

2e CONFÉRENCE

FAITE A LA SOCIÉTÉ DE MÉDECINE DOSIMÉTRIQUE
DE PARIS
3, rue Racine

LE 24 FÉVRIER 1894

PAR LE

DOCTEUR H. BÉCLU

PARIS
GEORGES CARRÉ, ÉDITEUR
3, rue Racine, 3

1894

LA DOSIMÉTRIE

DEVANT LA MALADIE

OUVRAGES DU MÊME AUTEUR :

---

1. Nouveau traité des propriétés médicinales des plantes exotiques et indigènes du commerce.

2. De l'hémorrhagie cérébrale. Ses causes, son traitement dosimétrique.

3. Nouveau traité de la goutte. Moyens de la prévenir, moyens de la guérir.

4. A propos du Congrès international de médecine dosimétrique de Madrid.

5. Des alcaloïdes : de leur valeur et de leur importance en thérapeutique.

6. Les doctrines régnantes : la microbiologie, la médecine et la thérapeutique. Des médicaments oxygénés.

7. De la tuberculose. Des causes qui président à son développement. Traitement rationnel de cette maladie.

8. Interprétation causale dans les névroses :

A. Des causes morales.

B. Intoxications aiguës et chroniques par aliments, boissons alcooliques, tabac, médicaments, etc.

C. Rhumatisme et diathèse rhumatismale, etc.

9. Longévité humaine et Médecine Dosimétrique.

10. Débilité, sénilité, impuissance. La méthode de M. Brown-Séquard. Conclusions thérapeutiques au point de vue de la méthode dosimétrique.

LA DOSIMÉTRIE
DEVANT LA MALADIE

2e CONFÉRENCE

FAITE A LA SOCIÉTÉ DE MÉDECINE DOSIMÉTRIQUE

DE PARIS

3, rue Racine

LE 24 FÉVRIER 1894

PAR LE

DOCTEUR H. BÉCLU

PARIS

GEORGES CARRÉ, ÉDITEUR

3, rue Racine, 3

—

1894

LA DOSIMÉTRIE
DEVANT LA MALADIE

CONFÉRENCE

MESDAMES, MESSIEURS,

En entrant, pour la première fois, dans cette hospitalière demeure, le premier mot qui vient à ma pensée est celui-ci : Emancipation ! Ce qui veut dire que si, avec le maître, le professeur Burggraeve, nous étions depuis longtemps déjà scientifiquement libres, plus que jamais nous le sommes devenus, depuis la fondation du cercle aimable où nous nous trouvons aujourd'hui réunis.

Désormais et vraiment, les médecins dosimètres, dispersés aux quatre coins du monde, ont un lieu d'asile et de réunion.

La grande famille dosimétrique pourra se réunir à un même foyer, au foyer paternel, si je puis m'exprimer ainsi.

Elle y pourra recevoir ses amis et conférer avec eux. Elle pourra même y recevoir ses ennemis, si elle peut en avoir, elle qui a fait plus de bien en vingt ans que les partisans de l'allopathie et de l'empirisme n'ont pu en faire pendant des siècles.

Et cependant, la Dosimétrie n'est encore qu'imparfaitement connue. D'où l'idée de la fondation de ce cercle, qui primitivement n'a eu pour but que la propagande dosimétrique, mais qui est aujourd'hui la Société de médecine dosimétrique. Messieurs, quand il s'agit du bien de l'humanité, peu importe le titre d'une société.

Nous voulons faire connaître la méthode dosimétrique, parce que c'est une méthode scientifique qui, à l'égal de bien d'autres, mérite d'être connue.

Nous voulons faire connaître la méthode dosimétrique, surtout parce qu'elle guérit vite et bien.

Quand il s'agit de sauvetage, il ne s'agit point d'épiloguer.

C'est dans des circonstances éminemment troublées que les doctrines du Dr Burggraeve ont vu le jour.

Je dis les doctrines, et je ne m'en dédis point. Vous tous qui venez ici d'une façon régulière, qui étudierez les ouvrages du maître, vous ne tarderez point à vous convaincre de la vérité de ce que j'avance.

L'œuvre du professeur Burggraeve est tout un corps de doctrine, dont il ne suffit pas de médire, mais qu'il faut étudier à fond.

Quoi qu'il en soit, c'est en 1871 que le maître est venu apporter la bonne parole en France.

A cette époque, les esprits étaient quelque peu dans le marasme, et *loin des belles envolées scientifiques du jour*.

Claude Bernard seul avait la *parole*, comme on dit; lui seul, en effet, semblait devoir indiquer la marche à suivre dans le traitement des maladies, mais il avait dit (ce qui était vrai alors) que la thérapeutique n'existait pas.

C'est dans ces circonstances donc, c'est-à-dire alors que l'expectation semblait être la règle dans le traitement des maladies (*primo non nocere*, disait-on), que le professeur Burggraeve, reprenant pour sa méthode, les données du grand physiologiste français, vint dire à son tour : Pardon, la thérapeutique existe, mais on ne la connaît pas ou l'on a peur de l'employer.

Elle existe avec les alcaloïdes ou principes immédiats et actifs des plantes.

Les alcaloïdes sont une des plus belles découvertes de la chimie moderne, mais on les néglige, et cependant, avec eux, on peut guérir les maladies les plus redoutables et les plus promptement mortelles, à condition, toutefois, qu'on veuille bien les administrer à doses faibles, mais tangibles, coup sur coup, et jusqu'à effet, dans les maladies aiguës.

Non, les alcaloïdes ne sont pas des poisons, mais à ces doses et administrés de cette façon, ils sont, au contraire, les antidotes absolus des poisons animaux, c'est-à-dire des microbes ou de leurs sécrétions.

Toute maladie, à son début, n'est qu'un trouble fonctionnel, physiologique.

La fièvre, dans tous les cas, voilà l'ennemie. C'est elle qu'il faut combattre en tout et toujours, et pour ce faire, nous avons les alcaloïdes défervescents, qui modèrent et tempèrent ce qu'il y a de désordonné et de dangereux dans cette fièvre.

Au début des maladies aiguës, le grand sympathique est souvent en défaut, mais n'avons nous pas les alcaloïdes excito-moteurs, qui s'opposent à la paralysie de ce même grand sympathique.

Eh quoi, Messieurs, la jugulation des maladies aiguës était-elle donc possible ?

Oui, et c'est tout simplement ce que voulait prouver le professeur Burggraeve par les simples données qui précèdent et que nous avons cherché à interpréter aussi clairement que possible.

A cette époque, une telle prétention devait faire sensation auprès du corps médical tout entier, habitué au scepticisme, à l'expectation thérapeutique armée ou non armée, voué, dans tous les cas, aux moyens grossiers et empiriques.

Messieurs, le grand et je dirai presque l'invraisemblable succès de la méthode dosimétrique, à son début, me dispense de toute appréciation.

Burggraeve avait formulé ces deux lois :

Aux maladies aiguës, un traitement aigu ;

Aux maladies chroniques, un traitement chronique.

Mais, avec des moyens à la fois nouveaux, puissants et sans danger.

De nombreux médecins, ayant foi dans la parole du maître, essayèrent de sa méthode et, comme lui, restèrent étonnés, émerveillés, des résultats obtenus.

C'est ainsi que la Dosimétrie s'est répandue de par le

monde entier, et je m'empresse de vous dire que la méthode dosimétrique, sérieusement employée, est devenue l'apanage de tous les praticiens qui, sans se désintéresser des travaux de laboratoire, si fort à la mode aujourd'hui, ont surtout pour objectif la guérison de leurs malades. Et ceux-là guérissent vite et bien, comme je le disais tout-à-l'heure, qui sont restés fidèles aux principes de la Dosimétrie.

D'où vient donc que la méthode dosimétrique ne soit pas plus universellement répandue dans le monde parisien, par exemple?

Il faut tenir compte de la douce indifférence des uns, et des préoccupations incessantes des autres.

On a eu beaucoup à voir, à observer et même à espérer, dans cette fin de siècle.

Depuis dix ans notamment, la bactériologie tient tous les esprits en suspens.

Certains bons esprits vont jusqu'à dire que la médecine est en passe de se transformer, que les vieilles doctrines n'ont plus qu'à se taire et que tout un passé glorieux s'écroule.

Tous les yeux sont tournés vers un être nouveau, minuscule. Un simple microbe est venu et tout est changé. Simple barrière, ce microbe semble, pour ainsi dire, avoir immobilisé le mouvement ascensionnel des sciences médicales.

Messieurs, ce ne peut être là qu'un temps d'arrêt.

Et d'ailleurs, loin de ma pensée de contester l'importance des travaux du grand savant français Pasteur.

Ses découvertes ont engendré une science nouvelle, qui

a fait surgir tout un monde à nos regards étonnés, et la bactériologie a décidément pris place dans le groupe des sciences biologiques.

A ce titre, la clinique a pu utiliser cette science nouvelle au point de vue du diagnostic, du pronostic actuel et du pronostic éloigné.

L'avenir nous dira les avantages réels qu'elle a pu en tirer.

Ce qu'il y a de certain c'est que, jusqu'à présent, elle n'a nullement aidé la thérapeutique, même en lui fournissant des indications causales qu'on aurait pu croire de grande valeur.

En même temps que les microbes, les découvertes de Pasteur ont fait surgir toute une armée de spéculateurs. L'occasion était trop belle pour ne point en profiter. Et chacun, de son côté, se mit à inventer ou tout au moins à perfectionner son petit produit : antiseptique, cela va sans dire, anti-microbien, anti-bacillaire, etc. C'était voulu, nécessaire.

De ce côté, Messieurs, que de désillusions !

A la vérité, des esprits plus sérieux et plus désintéressés surtout, frappés des excellents résultats de l' sie et de l'antisepsie dans le domaine de la chir crurent réellement à la possibilité de combattre les microbes dans l'organisme vivant.

Après maints essais plus ou moins téméraires, après de nombreux tâtonnements infructueux, il a semblé que rien ne dût se réaliser de leurs espérances.

Ils avaient donc cherché d'abord à combattre le parasite lui-même dans l'organisme infecté. Ils n'ont point tardé à reconnaître qu'en s'engageant dans cette voie, ils faisaient fausse route, si bien qu'aujourd'hui ils réservent l'emploi des parasiticides pour détruire les bactéries virulentes hors de l'organisme animal, pour désinfecter les linges, les vêtements, les objets de literie, et d'une façon générale, tout ce qui peut servir de véhicule à la transmission des maladies infectieuses.

Eh, Messieurs, n'est-ce pas là l'histoire de feu Raspail, un grand savant méconnu peut-être, qui lui aussi avait sensément trouvé la petite bête, mais qui eut le tort, à mon sens, de vouloir nous traiter exclusivement avec des produits qui ne servent plus guère aujourd'hui qu'à la conservation des fourrures ou autres objets du même genre.

Mais enfin, les bactériologistes, reprenant leurs travaux et leurs recherches, nous ont appris que les bactéries réputées pathogènes sont malfaisantes, non par elles-mêmes, mais par les poisons qu'elles fabriquent ou qu'elles font fabriquer par l'organisme infecté. Ils nous ont encore appris que les plus virulentes parmi les bactéries pathogènes peuvent ne plus se comporter, au sein de nos organes, que comme des corps étrangers, indifférents, une fois que les toxines liées à leur présence se trouvent neutralisées.

Et de cette double notion est issue la médication antitoxique qui, pour ce qui concerne le traitement des maladies bactériennes, semble se résumer, à ce jour, dans la sérothérapie ou l'injection de sérums divers.

Déjà des esprits pratiques formulent des sérums artificiels et médicamenteux. Ceci semblerait être la négation de cela.

Néanmoins, ne retirons point notre admiration à de vrais savants qui, sans relâche, poursuivent leurs laborieuses recherches sur la vie et la mort.

Elles peuvent parfois servir au bien de l'humanité.

Témoins : Jenner et Pasteur. Mais, comme vous le savez, les grandes découvertes vraiment pratiques sont rares et se font souvent longtemps attendre.

Et pendant ce temps, l'humanité décimée souffre et meurt.

Mais alors (et c'est là où je veux en venir), pourquoi ne pas avoir recours tout simplement à l'alcaloïdo-thérapie de Burggraeve, puisqu'il est reconnu aujourd'hui que les alcaloïdes, ces poisons végétaux comme on les a nommés, tuent les poisons animaux comme le font les vaccins, les virus.

C'est la médication anti-toxique par excellence, celle qui nous met en état de résistance, surtout.

Mais, Messieurs, quand, en pleine épidémie de variole, nous voyons les masses incertaines, hésitantes, se dérober à la vaccination et à la revaccination, qui peuvent les soustraire à une maladie redoutable, oublier jusqu'au nom de Jenner, qu'il y a-t-il d'étonnant qu'elles ignorent le nom de Burggraeve qui, par sa méthode, nous a permis de guérir, non une maladie, mais toutes, infectieuses ou non.

A ce point de vue, toutes autres explications seraient vaines et superflues pour l'heure.

Nous allons maintenant entrer dans le domaine des

faits, des faits cliniques. Je les exposerai simplement et tels qu'ils se sont présentés dans ma pratique.

Je désire qu'ils puissent vous intéresser et vous convaincre. Ils suppléeront alors à l'insuffisance de mon exposé théorique, que des collègues et confrères dosimètres, plus érudits que moi, pourront compléter dans des conférences successives.

Si d'ailleurs, aujourd'hui, j'ai osé prendre la parole devant vous, c'est bien moins par confiance en moi-même, que par reconnaissance pour la dosimétrie et son vénérable auteur, que par amitié enfin et grande sympathie pour notre honorable président, M. le Dr Féron, que son dévouement à la réforme dosimétrique a pu, seul, arracher au repos et replonger dans la lutte.

DES MALADIES AIGUËS

AU POINT DE VUE DOSIMÉTRIQUE.

Quelqu'idée qu'on se forme des causes des maladies, celles-ci n'ont pas souvent, au début, des caractères bien tranchés. Elles ne commandent pas toujours impérieusement l'attention.

Le plus souvent, elles s'établissent insidieusement, par une espèce de travail souterrain, et ce n'est malheureusement que lorsque la lésion existe qu'on pense à y porter remède. Trop tard, bien souvent.

Cela prouve qu'il faut être là dès le début. Aussi, c'est dans la jugulation des maladies aiguës que triomphe la dosimétrie.

Celle-ci est donc, à la fois, une doctrine et une méthode.

Sa doctrine est celle du Vitalisme : c'est-à-dire que le médecin doit être le régulateur des mouvements vitaux.

C'est la doctrine qu'Hippocrate a exposée dans ses immortels aphorismes.

Si la médecine moderne s'en est écartée, c'est qu'elle tient trop compte des lésions organiques, dans lesquelles elle s'est habituée à voir toute la maladie.

La vérité est que c'est une lésion matérielle qui est venue succéder à une lésion vitale, laquelle, à son tour, a entraîné des manifestations dynamiques difficiles à réprimer, parce qu'il y a une cause matérielle, une épine, comme disait Van-Helmont.

En chirurgie, on peut quelquefois extirper cette dernière; en médecine, c'est presque toujours impossible.

La médecine dosimétrique, telle que l'a formulée Burggraeve, et telle que vous l'a exposée M. le Dr Féron, dans une première conférence, a pour principe le traitement par la dominante et la variante : « Avec les maladies aiguës, un traitement aigu; avec les maladies chroniques, un traitement chronique; c'est-à-dire qu'il faut avoir égard à la cause, aux symptômes et à la marche de l'affection ».

A la cause, ai-je dit d'abord. Mais, dans les maladies aiguës, a-t-on bien besoin de s'occuper de la cause? Oui, si celle-ci est chirurgicale. Dans le cas contraire, c'est surtout aux effets qu'il faut s'attacher, c'est-à-dire à la fièvre.

Certes, il serait désirable que celle-ci pût-être combattue dès le début de toute affection. Ce serait presque la suppression des maladies graves, des maladies mortelles surtout.

Pour les raisons que je vous ai dites, il n'en est pas toujours ainsi, malheureusement.

Mais, ce serait une grande et regrettable erreur de croire que la fièvre ne peut être jugulée quand il y a déjà lésion matérielle.

Le médecin possède encore des moyens puissants : la saignée, la réfrigération, les dérivatifs et surtout les calmants et régulateurs du système vaso-moteur, ou autrement dit les alcaloïdes.

Or, c'est avec ces derniers qu'il faut agir, parce qu'ils n'épuisent pas la vitalité et qu'au contraire ils la soutiennent; et qu'avec eux, la fièvre n'est pas entretenue par faiblesse, et qu'avec eux encore il n'y a presque pas de convalescence, les désordres organiques n'ayant pas eu le temps de s'établir.

Messieurs, permettez-moi de vous citer quelques exemples à l'appui de ce que j'avance.

MALADIES AIGUES

OBSERVATIONS CLINIQUES.

1° Un cas de pneumonie.

Association de trois alcaloïdes à remarquer :

Arséniate de strychnine.
Aconitine.
Digitaline.

M. B... est un homme de 62 ans, bien taillé, d'apparence vigoureuse, d'une santé ordinairement bonne. Il y a environ huit mois, je l'ai soigné pour un ulcère variqueux à la jambe droite, ulcère qui, au moyen de l'iodoforme, a guéri en quinze jours.

Je n'avais plus entendu parler de ce malade, quand, le

13 novembre dernier, il me fit appeler. Je me rendis auprès de lui dans la soirée. Je le trouvai au coin d'un maigre feu, grelottant, absorbé, répondant paresseusement aux questions que je lui adressais.

Tout ce que je pus obtenir de lui, c'est qu'il avait eu un grand frisson, la veille, et qu'il avait surtout, avec un peu de courbature, un grand mal de tête.

Calmez-moi mon mal de tête, me dit-il, c'est tout ce que je vous demande ; et il se refusa à tout examen de la poitrine ou autre, ne voulant point se mettre au lit.

Je me retirai après avoir prescrit une potion de bromure de potassium, des sinapismes et une purgation au sulfate de magnésie pour le lendemain matin.

En même temps, je priai sa gouvernante de me prévenir le lendemain si le malade n'allait pas mieux.

Ce n'est que le 17 suivant, c'est-à-dire quatre jours après, que le malade se décida à m'appeler.

Je le trouvai dans son lit, fiévreux, les deux pommettes enluminées. La langue était sèche, la soif vive, le pouls plein cependant, mais la dyspnée énorme et l'expectoration nulle.

A l'auscultation, je trouvai de la matité dans les deux tiers inférieurs du poumon gauche, en arrière, et faiblesse de la respiration avec retentissement de la voix; les vibrations thoraciques non abolies.

Mon diagnostic fut: Pneumonie au début.

Traitement. — 1° Vésicatoire au cantharidate de soude sur le côté malade.

2° Looch blanc du codex, avec deux granules de kermès de 1/2 heure en 1/2 heure, et recommandation de continuer ces granules jusqu'à nausées. Le looch et le kermès ont été continués jusqu'à la fin de la maladie.

3° Une cuillerée à soupe de sulfate de magnésie deshydratée pour le lendemain matin.

Le 18. — Je reviens voir mon malade, et j'apprends que la nuit a été fort agitée, qu'il y a eu un peu de délire, que le sel du matin n'a produit aucun effet. Le pouls est moins tendu que la veille. Mais, à l'auscultation, je trouve : Matité du poumon gauche, souffle tubaire dans la fosse sous-épineuse et bronchophonie. La dyspnée est toujours grande : cependant le malade a rendu quelques crachats, les premiers rouillés et les autres couleur abricot, très adhérents au vase.

Traitement. — Kermès et sulfate de magnésie.

Le 19. — Etat stationnaire. Même traitement.

Le 20. — A ma visite du matin, on m'apprend que la nuit a été des plus mauvaises, que la fièvre a été très vive, et que surtout les purgations répétées depuis le commencement de la maladie n'ont, jusqu'à présent, produit aucun effet. Délire.

Etant donnée la fièvre intense que je constate du reste moi-même, je me décide, malgré l'absence de selles, à donner les granules déferveseents associés à la strychnine.

Soit : Arséniate de strychnine.
Aconitine.
Digitaline.

Un granule de chaque toutes les demi-heures, pendant

quelques heures, puis toutes les heures, si la fièvre diminue.

La gouvernante donna fidèlement les granules depuis cinq heures du soir jusqu'à cinq heures du matin, moment où elle s'arrêta, le malade ayant au matin vu tomber sa fièvre après d'abondantes selles involontaires.

Le 21. — J'apprends le résultat et je constate que les granules déferveseents ont non seulement calmé la fièvre, mais aussi qu'ils ont aidé l'action impuissante jusqu'alors de purgations vainement répétées.

A l'auscultation, je trouve que le souffle tubaire s'est adouci, qu'il se mélange de râles crépitants fins, avec encore un peu de résonnance de la voix.

Le malade est faible, je prescris : bouillon, eau vineuse, et hydro-ferro-cyanate de quinine, deux granules d'heure en heure, avec recommandation de redonner les granules défervescents si la fièvre reparaît.

Elle reparaît en effet, la nuit suivante, et quelques doses des trois granules amènent, comme la nuit précédente, des selles abondantes et involontaires.

Le 22. — Je trouve le malade faible, mais mieux : bien mieux, me dit-il. L'œil est plus vif, il demande à manger. De fait, le malade transpire abondamment, il respire librement, la langue est humide, la soif nulle.

Traitement : Continuer l'hydro-ferro-cyanate de quinine, 3 granules, trois fois par jour.

Le 23. — La nuit a été bonne, le malade a dormi, a déjà pris plusieurs fois du bouillon avant mon arrivée. Les crachats sont muqueux, aérés, le pouls calme et bon.

La convalescence me paraît déclarée, mais le malade se plaint de mal de gorge. Il est en effet atteint d'une angine pultacée dont il s'effraie beaucoup, mais qui disparaît au bout de trois jours, au moyen d'un gargarisme au chlorate de potasse, jus de citron, etc.

Et depuis ce temps, le malade s'est toujours bien porté. Doué d'un bon appétit, il s'est admirablement rétabli.

Dans cette observation clinique, je vous ai épargné bien des détails que des esprits chatouilleux pourraient me réclamer.

Mais je vous l'ai donnée assez complète, je pense, pour vous faire voir la puissance de ces trois médicaments :

Arséniate de strychnine.
Aconitine.
Digitaline.

qui semblent, par eux seuls, avoir levé tous les obstacles.

Ils ont non seulement vaincu la fièvre, mais aussi la lésion organique, la pneumonie parfaitement établie.

En réalité, je n'aurais pas dû hésiter à donner les granules dès le début, alors surtout que le diagnostic pneumonie était établi. Mais je voulais avant tout m'assurer de la liberté des voies digestives, et ce sont justement les granules déferveseents et excito-moteurs qui se sont chargés de la besogne.

Et nunc erudimini.

2° De la fièvre typhoïde.

Description sommaire. — Les manifestations morbides par lesquelles le principe infectieux typhogène traduit son action sur l'économie sont fort variables.

Bien des causes interviennent pour produire ces différences : influences extérieures, milieu intérieur individuel, certaines conditions plus ou moins nettement définies, qui se rapportent à l'élément infectieux, comme son origine, son énergie, la dose à laquelle il agit et la voie par laquelle il est absorbé.

Ainsi prennent naissance des formes symptomatiques, qui semblent à peine comparables, depuis une sorte de sidération qui rappelle les effets des poisons ou des venins les plus meurtriers, jusqu'à un état de souffrance mal définie où la fièvre n'a pour ainsi dire point de part, et qui mérite à peine le nom de maladie.

Il est cependant des formes moyennes parfaitement étudiées et reconnaissables. C'est de celles-ci que nous aurons à nous occuper.

La fièvre typhoïde frappe, de préférence, les sujets jeunes, dit-on, mais il semble qu'elle ait le droit de choisir ses victimes quel que soit leur âge.

Quoiqu'il en soit, elle est précédée souvent d'un état de fatigue et de malaise ou de quelques troubles digestifs qui persistent durant un temps variable. Il n'est pas rare que cette période, qu'on peut appeler prodromique, fasse défaut ou soit très mal accusée.

L'invasion proprement dite est, dans un grand nombre de cas, tout à fait graduelle, et les premiers accidents, se confondant avec les prodrômes, semblent plutôt appartenir à une indisposition légère qu'à une maladie véritable.

Aussi, lorsque, plus tard, le patient, incapable de lutter contre un état de souffrance qui s'est accru de jour en jour, consulte le médecin, il est bien souvent impossible d'apprécier exactement la date du début.

Ce qu'il y a de certain, c'est que les phénomènes morbides, chez les typhiques, vont toujours en s'aggravant peu à peu, pendant cinq, six ou sept jours, que la prostration des forces et la fièvre augmentent chaque jour et sont, à la fin de la première semaine, les éléments morbides prédominants.

Messieurs, la fièvre typhoïde se montre non seulement insidieuse et perfide dans son apparition, mais elle est souvent aussi, comme vous le savez, une maladie grave, trop souvent mortelle.

A ce point de vue, il est intéressant de faire connaître et d'étudier ce que peut la dosimétrie en pareil cas.

Mais, comme le dit fort bien Burggraeve, il faut savoir distinguer l'état dynamique de cette affection de son état organique, parce que, dans cette dernière forme, la maladie est généralement mortelle et la vie du malade, en se prolongeant, ne constitue plus qu'une lutte inégale et stérile contre la mort.

De là le précepte : *principiis obsta*, etc.

Si, en effet, alors que la fièvre éclate, on y regarde de près, on s'aperçoit que ce n'est pas l'élévation brusque de l'inflammation ou des pyrexies non adynamiques, mais que c'est, au contraire, une oscillation de la température qui prend son maximum vers le soir et son minimum vers le matin, parcourant ainsi un stade d'environ 12 heures.

Quand, au cours d'une fièvre typhoïde, il survient des complications du côté du cœur, des poumons, du cerveau, des viscères abdominaux, des articulations, des muscles, etc., ces inflammations sont dominées par la nature de la fièvre, c'est-à-dire ataxiques ou adynamiques, les réactions n'ayant rien de franc.

Peut-on prétendre juguler de pareils états, ou la fièvre typhoïde peut-elle être coupée comme une fièvre franchement intermittente? Evidemment non. Son type, quoique rémittent, implique une altération trop profonde de la vitalité pour qu'on puisse l'arrêter tout d'un coup.

Mais on peut faire que la maladie, tout en suivant son cours normal, soit bénigne, et que la nature en opère la résolution sans trouble ni secousse. Ce qui veut dire qu'en combattant pied à pied les phénomènes morbides tels qu'ils se présentent, la maladie pourra suivre ses stades accoutumés d'augment, d'état et de déclin, mais que ces stades pourront être singulièment raccourcis et mitigés.

Et certains états typhoïdes, parfaitement reconnus, ont pu à ce point être modifiés et abrégés que certains médecins dosimètres, M. le Dr Bourdon de Méru entre autres, ont pu croire à une véritable jugulation d'une maladie réputée cyclique quand même.

FIÈVRE TYPHOIDE

OBSERVATIONS CLINIQUES.

1er Fait :	Seule antisepsie :	Sedlitz deshydraté effervescent.
	Soutien vital :	Arséniate de strychnine.
	Défervescents :	Aconitine, digitaline, administrées tous les quarts d'heure pendant 8 jours, tant que la température a été au-dessus de 37°.
Traitement :	Anti-périodique :	Hydro-ferro-cyanate de quinine.

Mademoiselle A.... J... est une jeune fille qui, à l'époque où je l'ai soignée, avait alors 13 ans. Elle en a aujourd'hui 21. Elle était la quatrième enfant d'une très nombreuse famille anglaise, vivant au milieu de tout le confortable et même le luxe dont les insulaires de la grande Bretagne savent s'entourer, même en France. Alors que j'étais le médecin de sa famille, je la voyais tous les jours, gaie, souriante, aimable enfant. C'était en 1887. En 1888, au mois de mai, sa mère me prévint que A... ne mangeait plus, ne dormait guère, et se plaignait de mal de tête, de lassitude, et qu'enfin elle restait plus volontiers seule dans sa chambre.

Comme il régnait, dans la maison, une épidémie à types divers : oreillons pour l'aîné des garçons, rougeole pour les deux bonnes, scarlatine pour le plus jeune fils, nous lui prescrivîmes, sa mère et moi, l'isolement dans la chambre, nous promettant bien de la surveiller de près, étant données les maladies diverses qui régnaient alors dans la maison.

Deux jours se passèrent ainsi sans accident.

Le troisième jour, le matin, A... fut obligée de garder le lit. Elle avait eu, la veille au soir, un assez fort frisson.

A ma visite, elle est comme défaillante. Elle ne peut même rester assise dans son lit, tellement elle est étourdie. Elle se plaint, plus que jamais, de mal de tête. Elle a eu le matin même un léger épistaxis. Elle se plaint de bourdonnements d'oreilles. Les traits ont perdu leur expression, le regard est vague et mal assuré. La malade, fort intelligente d'ordinaire, est comme hébétée et frappée de stupeur. Elle répond peu ou point aux questions que je lui pose. Le ventre est ballonné et douloureux. Il y a du gargouillement dans la fosse iliaque droite. La malade est constipée.

Je suis obligé, après cet examen, de constater que, si elle a échappé aux maladies régnantes dans la maison, elle est néanmoins atteinte de fièvre typhoïde.

Ce diagnostic effraie quelque peu la mère, qui me dit alors : Je vais la soigner moi-même, je ne veux point la quitter. Je connais la puissance de la médication dosimétrique dans ce cas, je le tiens du Dr Darcy. Indiquez-moi seulement le traitement, je le suivrai exactement.

Mais, Madame, lui répondis-je, il n'y a pas de traitement dosimétrique spécial à la fièvre typhoïde. Il faut suivre la maladie et s'attacher aux différents symptômes qui peuvent surgir, pour les combattre au fur et à mesure de leur apparition.

Enfin, insiste Mme J...., donnez-moi, au moins, une régle générale.

Un peu interloqué, je prescrivis le traitement suivant, qui fut suivi sans plus de raisons jusqu'à la fin de la maladie :

1. Sedlitz deshydraté effervescent, une cuillerée à café chaque matin dans un verre d'eau.

2° Arséniate de strychnine, environ 6 granules par jour.

3° Aconitine, digitaline, un granule de chaque tous les quarts d'heures ou toutes les demi heures, suivant l'intensité de la fièvre, et tant que la température excéderait 37°.

4° Hydro-ferro-cyanate de quinine, 2 granules d'heure en heure dans les intermittences.

Mme J..., armée de son thermomètre, dirigea elle-même le traitement, réveillant même la petite malade quand elle dormait, pour lui donner les granules, si la température restait au-dessus de la normale.

J'assistai comme spectateur, pour ainsi dire, mais attentif observateur, à ce qui se passait. C'est ainsi que, sans vous décrire les phases de la maladie, phases absolument inquiétantes pendant toute sa durée, je pus, au septième jour, constater du côté du poumon droit une légère poussée de pneumonie.

A ce moment, un médecin des hôpitaux, médecin spécialiste pour les enfants, fut appelé en consultation sur ma demande. Ce maître, c'en est un, diagnostiqua et la typhoïde et la pneumonie. Il prescrivit un vésicatoire (*loco dolenti*) que Mme J... ne voulut point mettre, du reste, confiante dans le traitement suivi jusqu'alors.

Deux jours après, c'est-à-dire le neuvième jour de la

maladie, fièvre typhoïde et pneumonie avaient disparu. La malade entrait en convalescence. Convalescence, si on peut dire, car, deux ou trois jours après, elle reprenait sa vie ordinaire et s'est toujours bien portée depuis.

Ce fait, peut-être très simple en lui-même, m'a toujours d'autant plus frappé, que la jeune fille d'une concierge d'en face, ayant le même âge et la même maladie, mais traitée par les moyens ordinaires de l'allopathie, vit sa maladie se prolonger pendant six semaines et sa convalescence s'éterniser, puisque trois mois après je la voyais encore languissante, blafarde et anémiée, assise devant la porte de l'immeuble que gardait sa pauvre mère attristée.

2° Fait : Fièvre typhoïde grave traitée à sa dernière période.
Traitement : 1° { I. Sedlitz deshydraté effervescent.
Antisepsie : { II. Sulfure de calcium.
2° I. Soutien vital — Arséniate de strychnine.
II. — Aconitine.
III. Déferveseents — Digitaline.
IV. — Vératrine.
3° Antipériodique : Arséniate de quinine.
4° Collodion élastique riciné sur le ventre.

Il s'agit, cette fois, d'une jeune fille de 14 ans qui, formée déjà, avec sa belle stature et sa chevelure abondante et noire, en paraît bien 16 ou 17. Rien chez elle, suivant la règle, ne faisait prévoir la fièvre dont *elle allait être atteinte*. Car jusque-là (c'était le 17 août dernier) elle avait joui d'une santé à toute épreuve. Néanmoins, depuis quinze jours, elle est là, fiévreuse, sur son lit de douleur.

C'est à la campagne, dans une habitation d'où toute hygiène ne paraît point bannie. Les bons soins ne lui manquent pas, il semble. Mais si, depuis quinze jours au moins, la malade souffre de céphalalgie, de frissons, de courbature, de vertiges, d'éblouissements, de bourdonnements d'oreilles, d'épistaxis répétés, de nausées, de coliques, de diarrhée (et c'est bien là tout ce qu'elle a éprouvé depuis le commencement de sa maladie), on est en droit de s'étonner que la famille ne se soit pas inquiétée plus tôt, car, à l'heure où je la visite, elle n'a pas encore vu de médecin. Et, sur l'observation que j'en fais, la famille me répond qu'elle croyait, qu'on croyait (toujours) que ce ne serait rien. La jeune fille était si forte !

En dépit de ces explications, je constatai chez la malade de l'abattement, de la stupeur, de la prostration, de la surdité. Sa langue est blanche, collante au doigt, tremblottante. Non sans peine, elle l'allonge sur ma demande et oublie de la rentrer. Il y a douleur vive à la pression et gargouillement de la fosse iliaque droite.

On me dit que les selles sont liquides, jaunâtres et fétides; la peau est brûlante, la fièvre intense.

Température 40°, pouls à 86, dicrote.

Il y a soubresauts des tendons. A l'auscultation, assez difficile à cause de la prostration de la malade, je trouve des râles muqueux mêlés à des ronchus sibilants.

Enfin, il y a insomnie, délire tranquille et commencement de taches rosées lenticulaires.

Je diagnostiquai naturellement une fièvre typhoïde avec prédominance adynamique.

C'est dans ces conditions que je dus entreprendre le traitement.

Je prescrivis :

1° Sulfate de magnésie déshydratée : une cuillerée à soupe pour le lendemain matin à jeun, et, les jours suivants, une cuillerée à café seulement dans un verre d'eau ;

2° Sulfure de calcium, 1 granule toutes les heures, c'est-à-dire 24 granules par jour, et en dépit de la diarrhée ;

3° Arséniate de strychnine ;

Aconitine ;

Digitaline ;

Vératrine ;

1 granule de chaque, d'heure en heure, avec le sulfure de calcium la nuit.

4° Arséniate de quinine ;

2 granules d'heure en heure pendant le jour.

5° Collodion élastique riciné sur le ventre ;

6° Limonade citrique.

Messieurs, en huit jours, je vis la malade trois fois seulement. A chaque visite je constatai un mieux progressif dans son état.

A ma deuxième visite, je fis cesser les granules défervescents.

A ma troisième visite, je déclarai la malade en convalescence, convalescence qui dura environ quinze jours.

Aujourd'hui la malade, que je revois souvent, est absolument guérie. Elle est redevenue grande, belle et forte, la maladie n'ayant point laissé de traces fâcheuses à sa suite.

De ma pratique déjà longue, je pourrais vous citer de nombreux cas analogues et peut être plus probants encore. Mais je sais combien les faits cliniques, si intéressants qu'ils soient au point de vue de la science et de la statistique, sont ennuyeux à entendre dans une réunion de ce genre, je n'insisterai pas.

STRICTUM ET LAXUM.

STRYCHNINE (ARSÉNIATE OU SULFATE), HYOSCIAMINE

Messieurs, à côté de la fièvre, avec ou sans elle, et dans mille autres cas qui pourront se présenter à votre pratique, vous aurez d'autres phénomènes à traiter, mais vous vous souviendrez que la médecine dosimétrique est une médecine essentiellement symptomatique, et vous n'aurez alors qu'à puiser dans son riche arsenal thérapeutique. Permettez-moi de ne rien préciser, ce n'est pas dans le court espace de temps dont je dispose qu'on peut le faire.

Mais il est un symptôme sur lequel je veux retenir pour un instant encore votre bienveillante attention.

Une école de l'antiquité avait pour formule :

Strictum et Laxum, et pour précepte :

Tendre et détendre.

Si les anciens en faisaient une régle vraiment trop absolue, les médecins dosimètres, aujourd'hui, le réservent seulement et surtout pour le symptôme spasme.

Dans le spasme, en effet, il faut tendre ou détendre, tendre et détendre à la fois. Dans ce dernier cas, il est une association de deux alcaloïdes que je vous recommande.

Il s'agit de l'association de l'hyosciamine et de la strychnine.

L'hyosciamine est le meilleur des sédatifs, parce qu'elle n'irrite pas. Associée à l'aconitine, elle produit le calme du cerveau dans les insomnies, mais c'est surtout dans les spasmes qu'elle convient. Elle peut agir seule, mais on la combine avec la strychnine quand il y a, en même temps, spasme et paralysie.

Ces deux médicaments associés font merveille dans le mal de mer, dans les gastralgies, les cystalgies, en un mot dans les souffrances des viscères creux.

Messieurs, deux petits exemples à l'appui.

CYSTALGIE.

1er FAIT. — Le 14 juillet dernier, étant en villégiature dans un de nos départements de l'Ouest, dans une commune éloignée de tout centre et surtout privée de tous secours médicaux, je fus réveillé à quatre heures du matin par un homme âgé de 62 ans qui, connaissant ma présence dans l'endroit, avait fait quatre kilomètres à pied pour venir me trouver et réclamer mes soins.

Sans plus de préambule, cet homme, qui souffrait horriblement, me pria de bien vouloir le sonder, attendu qu'il n'avait pas uriné depuis la veille au soir. Il m'expliqua que, de temps à autre, pas très souvent cependant, il était pris des mêmes accidents, mais qu'alors il se sondait avec une bougie en gomme d'assez fort calibre, et qu'ainsi ses accidents cessaient, mais que, cette fois, il n'avait pas pu le faire, sa sonde étant cassée.

De sonde je n'en avais pas plus que lui, n'ayant rien emporté avec moi; aller à la ville la plus proche, il n'y fallait pas penser pour lui, de grand bain il ne pouvait en être question, et d'ailleurs le malade pouvait très bien avoir un rétrécissement du canal de l'urèthre, une hypertrophie de la prostate, un calcul, un obstacle quelconque que je ne pouvais soupçonner. Je me consulte aussi lucidement qu'on peut le faire en pareil cas et quand on est réveillé en sursaut à quatre heures du matin.

En fin de compte, je prends dans ma trousse dosimétrique une dizaine de granules de strychnine (sulfate) et autant d'hyosciamine, et je les donne au pauvre vieillard désappointé, qui, peu confiant, reprend mélancoliquement le chemin de sa demeure. Chemin faisant, malgré cela, il prend de quart d'heure en quart d'heure un granule de strychnine et d'hyosciamine. Une fois arrivé chez lui, brisé de fatigue, il se met au lit, prend encore deux ou trois doses de médicaments. Après quoi il put uriner longuement, à sa grande satisfaction.

Dans l'aprés-midi, son fils vint me dire que son père était bien soulagé et me remerciait beaucoup.

Deuxième fait. — *Hernie étranglée chez un enfant de cinq ans.*

A la même époque, quelques jours après, on vint me chercher pour aller voir un petit malade âgé de cinq ans, qui, me dit-on, avait une hernie qui le faisait beaucoup souffrir; que de plus il vomissait des matières fécales, n'ayant pas été à la selle depuis trois jours.

Hernie étranglée, pensai-je. Le cas était pressant. Une demi-heure après, j'étais près du petit malade. Comme cela se passe dans certaines campagnes, je trouve presque tout le pays réuni autour du patient. Je m'approche et reconnais vite une hernie inguinale que, de suite, je me propose de réduire, si je peux. J'essaie le taxis une fois, deux fois, trois fois en une heure, mais sans résultat.

L'enfant crie de toutes ses forces, la mère pleure, le père se désole, l'entourage est hostile.

On a toujours tort, quand on ne réussit pas. Comment sortir de là. L'état est grave pour le pauvre petit, et un peu vexant pour moi. Cependant je ne crois pas devoir insister davantage, ni recommencer un taxis aussi infructueux, je pense déjà à une opération.

Alors cependant, une idée me vint, que je devais certainement à mon impuissance, je l'avoue. Je pris dans ma trousse un granule de sulfate de strychnine (je n'avais pas d'arséniate), et un granule d'hyosciamine que j'écrasai dans un peu d'eau sucrée (un quart de verre environ), et, prétextant qu'il fallait laisser reposer le petit malade, je priai la mère de donner à son enfant une cuillerée à café de cette espèce de potion, toutes les cinq minutes, pendant que j'irais voir d'autres malades dans le pays.

Trois quarts d'heure après, environ une heure peut-être, je revins près de mon petit malade, me disant (*in pello*) que peut-être, sous l'influence du médicament, je pourrais réduire la hernie plus facilement. Mais en arrivant je constate que l'enfant ne crie plus, que la mère est plus calme, qu'une partie des commères se sont éloignées.

Je m'approche du lit de l'enfant et de suite je m'aperçois que la hernie n'a plus besoin d'être réduite, d'autant qu'elle n'existe plus.

Quelques minutes plus tard, l'enfant avait une selle en ma présence.

Messieurs, je vous cite ce fait sans commentaires.

DES MALADIES CHRONIQUES

En traitant des maladies aiguës, je vous ai dit que la doctrine dosimétrique est celle du vitalisme, du vitalisme d'Hippocrate, aidé des découvertes de la chimie moderne, et notamment des alcaloïdes.

J'ai ajouté que si la médecine moderne, la médecine de ce siècle, s'est écartée de ce même vitalisme, c'est qu'elle tient trop compte des lésions organiques dans lesquelles elle s'est habituée à voir toute la maladie.

Il semble donc que, jusqu'ici, toutes les philosophies médicales, abstraction faite des nuances, se soient distribuées, en fin de compte, entre deux grandes « catégories ».

La doctrine organicienne et la doctrine vitaliste.

Les organiciens considèrent la vie comme une propriété *sui generis* de la matière organisée, inhérente aux tissus qu'elle anime et dont elle ensemence et gouverne les irréductibles fonctions.

D'où cette conséquence, pour eux, que la maladie ne saurait être autre chose qu'un vice d'organisation de l'étoffe vivante, un vice nécessairement lié à une lésion matérielle.

Tant que les rouages sont en bon état, la machine

marche à souhait. Par contre, il suffit du grain de sable de Pascal pour que tout se détraque. Mais encore faut-il que le grain de sable y soit. La folie est une lésion du cerveau, la paralysie une lésion de la moelle, l'albuminurie une lésion des reins, etc. Sans lésion, en un mot, point de maladie, et à chaque entité morbide correspond une tare organique.

Les vitalistes, au contraire, considèrent la vie comme un principe distinct, une forme autonome, une force extérieure à l'organisme qu'elle façonne et régit :

Mens agitat molem !

Il va sans dire, que pour eux, les troubles que peut subir ce principe impalpable retentissent sur la matière vivante où il se dissimule, sauf à se localiser à l'endroit faible.

Pour eux encore, les vitalistes, si, pour une raison ou pour une autre, la vitalité vient à s'altérer, à se déprimer, à s'affoler, c'est le sang qui fermente, les humeurs qui deviennent « peccantes », les cellules qui se dissocient et donnent naissance à des produits anormaux lancés à travers le torrent circulatoire.

Alors, la lésion apparaît, mais elle n'est que la conséquence de la perturbation préalable de la fonction. Elle n'en est qu'une traduction nécessaire, si je puis dire.

Les bactériologues, eux, ne manqueront pas de dire que c'est le microbe qui s'est fixé sur l'endroit *minoris resistentiæ*. Mais passons.

Pour la Dosimétrie, de même que la fonction crée l'organe, la lésion de l'organe procède de la maladie de la fonction.

Et, Messieurs, où je veux en venir, c'est que je crois bien que cela est aussi vrai pour les maladies chroniques que pour les maladies aiguës. J'entends parler de celles qui s'établissent lentement, en dehors de toute fièvre.

Quand une maladie organique se montre bien avérée, ce n'est plus une maladie qui commence. C'est, au contraire, une maladie qui finit, c'est le dernier acte d'un obscur drame fonctionnel, condensant dans un organe particulier toutes les déchéances, toutes les misères, toutes les perturbations qui peuvent dériver d'une altération de la vitalité.

La véritable maladie n'est pas dans l'organe malade, qui n'en est que l'aboutissant ultime, elle est dans un trouble antérieur de la nutrition générale.

Au début, la perturbation était d'ordre strictement dynamique. Le principe vital était seul en souffrance. La lésion anatomique n'est venue qu'en seconde ligne, à la suite du désordre fonctionnel, comme par surcroit.

Si vous êtes diabétique, phtisique, albuminurique, cardiaque ou névropathe, c'est parce que vous étiez diabétique, phtisique, albuminurique, cardiaque ou névropathe, sans le savoir, parce que, chez vous, la nutrition se faisant mal, vous perdiez peu à peu, sans compensation, les éléments nécessaires au maintien de l'intégrité de vos organes.

Sous l'influence du froid, des excès, du surmenage, d'une diathèse héréditaire, d'un accident, etc., une dénutrition exagérée a commencé à s'opérer, faute des éléments nécessaires à la vie. Certains principes indispensables pour alimenter la flamme de vie ont peu à peu diminué. Ainsi que les globules rouges du sang, les oxydations interstitielles ont perdu de leur vigueur. L'énergie vitale a baissé. C'est alors, mais alors seulement, que l'organisme a cédé, au défaut de la cuirasse, et que, par une suite d'étapes successives, les organes ont fini par se prendre.

Et dire, Messieurs, que tous ou presque tous, nous en arrivons à ces états par pure indifférence pour notre santé, qui pourtant nous est chère.

D'énergie vitale, nous n'en avons cure. Nous sommes bien plus disposés à en abuser qu'à la soutenir.

La lésion organique ! à quoi bon nous en occuper, puisqu'elle n'existe pas encore. Et nous restons des imprévoyants de l'avenir. Voilà comment, en médecine dosimétrique même, on dit : on ne jugule pas une maladie chronique. Sans doute, puisque toujours nous attendons que la lésion s'organise. Si, dans les maladies aiguës, la méthode dosimétrique est vraiment curative, dans les maladies chroniques elle peut être, elle doit être préventive. Elle en a les moyens. Dans son admirable série de médicaments, elle a non seulement les calmants, les toniques et les incitants vitaux. Mais elle a encore les reconstituants ou moyens d'assolement organique. Qu'on y pense. Comme l'a dit le professeur Laura de Turin, la Dosimétrie s'impose comme un devoir.

Disons simplement aujourd'hui qu'elle s'impose à l'attention de tous, pour le plus grand bien de l'humanité.

Quant à nous, ses adeptes, nous continuerons modestement, mais sûrement, notre œuvre de propagande, non seulement par devoir, mais aussi par reconnaissance pour le grand homme qui a tant lutté, pour Burggraeve enfin, qui, du haut de ses 88 ans, préside encore avec tant de vaillance aux destinées de son œuvre qui, basée sur les lois de la vie, est désormais impérissable.

Imp. de l'Ouest, A. Nézan, Mayenne.

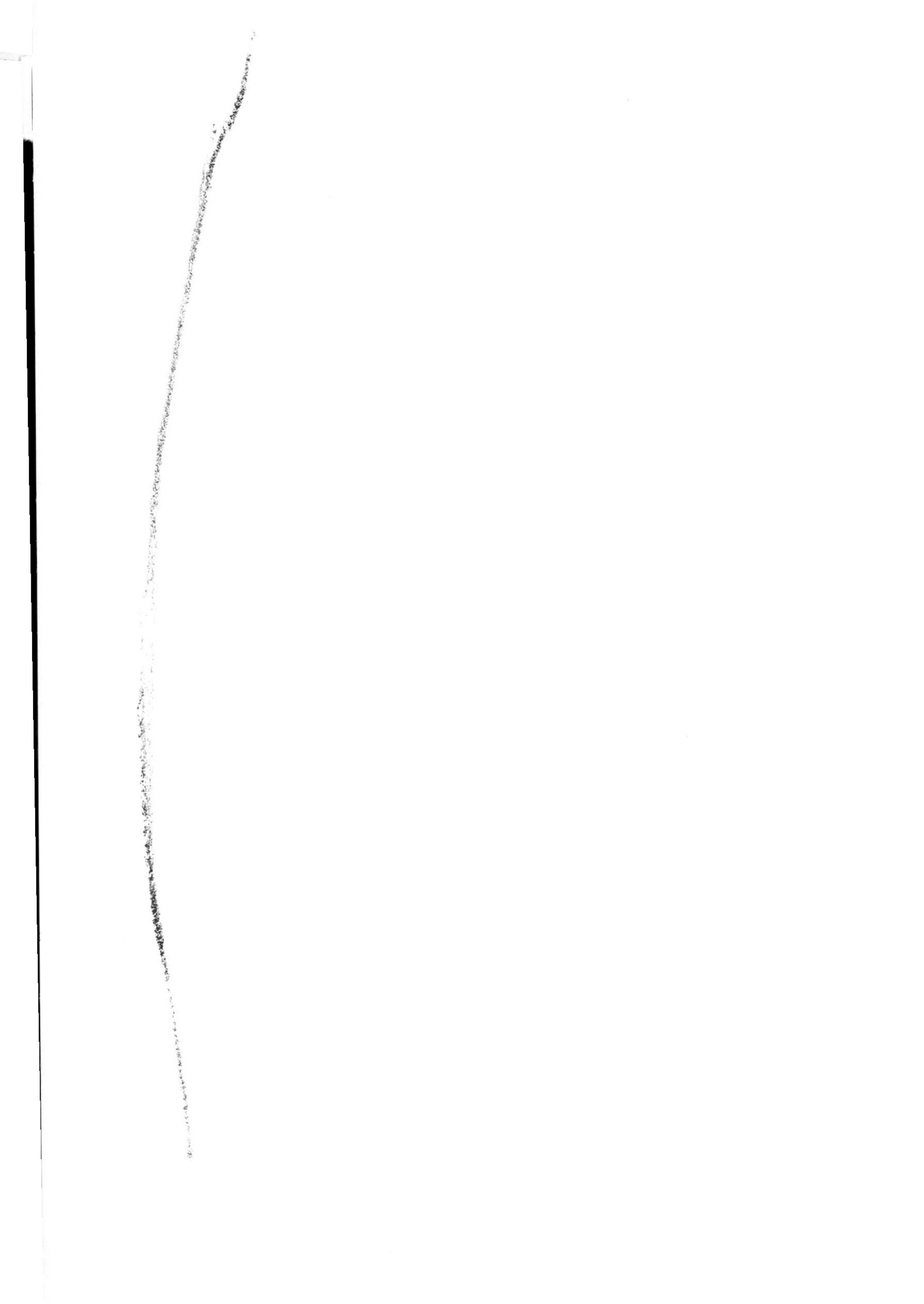

BIBLIOTHEQUE NATIONALE DE FRANCE
3 7511 00177569 4

www.ingramcontent.com/pod-product-compliance
Ingram Content Group UK Ltd.
Pitfield, Milton Keynes, MK11 3LW, UK
UKHW020446230726
13925UKWH00004B/1823

9 782016 110874